Marwa BOUSSAID
Rakia SOINIYA
Abir AISSAOUI

Direitos dos doentes

Marwa BOUSSAID
Rakia SOINIYA
Abir AISSAOUI

Direitos dos doentes

Avaliação dos conhecimentos dos profissionais de saúde
sobre os direitos dos doentes

Imprint

Any brand names and product names mentioned in this book are subject to trademark, brand or patent protection and are trademarks or registered trademarks of their respective holders. The use of brand names, product names, common names, trade names, product descriptions etc. even without a particular marking in this work is in no way to be construed to mean that such names may be regarded as unrestricted in respect of trademark and brand protection legislation and could thus be used by anyone.

Cover image: www.ingimage.com

This book is a translation from the original published under ISBN 978-620-6-72078-2.

Publisher:
Sciencia Scripts
is a trademark of
Dodo Books Indian Ocean Ltd. and OmniScriptum S.R.L publishing group

120 High Road, East Finchley, London, N2 9ED, United Kingdom
Str. Armeneasca 28/1, office 1, Chisinau MD-2012, Republic of Moldova, Europe
Printed at: see last page
ISBN: 978-620-8-07189-9

ÍNDICE DE CONTEÚDOS

I. <u>CAPÍTULO 1: INTRODUÇÃO</u>

Os direitos dos doentes são um pilar essencial dos sistemas de saúde modernos, baseados nos princípios fundamentais dos direitos humanos. Estes direitos são inalienáveis e universais, independentemente da discriminação socioeconómica, étnica, de género, idade ou qualquer outra forma de discriminação.

Os direitos dos doentes baseiam-se no reconhecimento da saúde como um elemento essencial do bem-estar individual e coletivo. Este princípio foi estabelecido pela primeira vez na Constituição da Organização Mundial de Saúde (OMS), em 1946, que declarou que *"a saúde de todos os povos é fundamental para que cada indivíduo atinja o mais elevado nível de saúde possível"*.(1). Esta afirmação foi ainda reforçada pelo artigo 3.º da Declaração Universal dos Direitos do Homem, que consagra o direito inerente de todos à vida, à liberdade e à segurança pessoal(2).

Estes direitos, estabelecidos por normas éticas e jurídicas, proclamam a inviolabilidade da dignidade humana face à doença. A proteção destes direitos reveste-se de uma importância crucial, dada a vulnerabilidade dos doentes, fragilizados pela doença e dependentes dos profissionais de saúde.

Ao longo dos séculos, estes direitos, que se baseiam na relação médico-doente, frequentemente considerada como um contrato moral entre dois indivíduos, sofreram uma evolução histórica crescente. A relação entre o doente e o médico evoluiu de um modelo paternalista, em que o médico detinha o poder exclusivo de decisão sem consultar o doente, para um modelo de cuidados centrados no doente. Esta mudança de paradigma conduziu ao reconhecimento dos direitos dos doentes como um elemento essencial da ética médica. O doente já não é visto como um sujeito passivo que recebe cuidados, mas como um indivíduo autónomo com o direito de tomar decisões informadas sobre a sua saúde.

Ao proteger a autonomia dos doentes, preservar a sua dignidade e promover a confiança entre os doentes e os profissionais de saúde, estes desenvolvimentos contribuíram para melhorar a qualidade dos cuidados.

O reconhecimento dos direitos dos doentes tem por objetivo assegurar o respeito pela dignidade humana e pela autonomia individual no domínio da saúde. Baseia-se em princípios fundamentais como o direito à informação, o consentimento informado e a confidencialidade. Estes direitos, reforçados e institucionalizados pelos princípios éticos da deontologia médica e pela sua consagração legal, permitem aos doentes tomar decisões informadas sobre os seus cuidados e participar ativamente na sua gestão. Esta abordagem contribui significativamente para promover a qualidade dos cuidados e reforçar a relação de confiança entre os profissionais de saúde.

O conhecimento dos direitos dos doentes é essencial para garantir uma medicina de qualidade. Este conhecimento aprofundado pode ter um impacto significativo na qualidade dos cuidados prestados ao doente e, por extensão, na relação entre o doente e o prestador de cuidados. Funciona como um contrapeso necessário aos deveres do pessoal de saúde, promovendo um equilíbrio justo e respeitoso na relação de cuidados de saúde. Além disso, o domínio destas normas ajuda a prevenir litígios e queixas contra os profissionais de saúde.

Apesar da importância dos direitos dos doentes, os estudos revelaram a existência de lacunas nos conhecimentos dos profissionais de saúde em matéria de direito e ética médica. Com efeito, um estudo realizado no Nepal revelou que uma percentagem significativa de médicos desconhecia os principais documentos de ética sanitária, como o Juramento de Hipócrates (33% dos médicos não o conheciam), o Código de Nuremberga (90% dos médicos não o conheciam) e a Declaração de Helsínquia (85% dos médicos não a conheciam).(3). Estas lacunas podem ter um impacto negativo na qualidade dos cuidados e na relação médico-doente. É, por conseguinte, crucial pôr em prática estratégias eficazes para reforçar os conhecimentos e as competências dos profissionais de saúde neste domínio.

Neste trabalho, estabelecemos os seguintes objectivos:

- Avaliação dos conhecimentos dos profissionais de saúde sobre os direitos dos doentes;

- Propor uma estratégia para melhorar os conhecimentos dos profissionais de saúde sobre os direitos dos doentes.

II. <u>CAPÍTULO 2 : Direitos dos doentes</u>

O direito à saúde não é apenas uma questão de acesso aos cuidados, mas engloba o direito a cuidados de qualidade, envolvendo serviços eficazes e seguros que respeitem a dignidade humana e sejam adaptados às necessidades específicas de cada doente. Esta conceção mais ampla do direito à saúde sublinha a importância de garantir não só a disponibilidade dos serviços de saúde, mas também a sua adequação às expectativas e direitos legítimos dos doentes.

A. Direito à vida :

O direito à vida é um direito fundamental que justifica o direito aos cuidados. É a principal motivação da conduta médica, obrigando os profissionais de saúde a prestar assistência imediata a pessoas doentes ou feridas em perigo, ou a assegurar que estas recebam os cuidados necessários. Esta obrigação de ajudar uma pessoa em perigo, consagrada no juramento de Hipócrates e nos códigos de ética médica, sublinha a importância primordial da vida e da saúde humanas.

Os profissionais de saúde são, por conseguinte, obrigados a intervir rápida e eficazmente em situações de emergência, a fim de preservar a vida e a saúde do doente. Este compromisso ético de proteção e apoio aos indivíduos nos momentos mais críticos evidencia a ligação inseparável entre o direito à vida e o dever de prestar cuidados.

Este direito fundamental à vida inclui também o direito de cada indivíduo a ter acesso a cuidados de saúde de qualidade, sem discriminação e de forma equitativa. Garante a proteção da saúde, nomeadamente através da prevenção das doenças, da promoção da saúde e do acesso a serviços médicos adequados. Desta forma, o direito à vida e o direito à saúde estão intimamente ligados, formando um conjunto de direitos inalienáveis que visam preservar a dignidade e o bem-estar da pessoa humana.

O direito à vida está consagrado em vários textos legislativos e instrumentos jurídicos internacionais ratificados pela Tunísia. O artigo 43.º da Constituição tunisina estipula: "*Todo o ser humano tem direito à saúde. O Estado garante a prevenção e os cuidados de saúde a todos os cidadãos e disponibiliza os recursos necessários para garantir a segurança e a qualidade dos serviços de saúde. O Estado garante cuidados de saúde gratuitos às pessoas sem apoio ou sem recursos suficientes*".(4)

Este direito é igualmente reafirmado na Lei n.º 91-63, de 29 de julho de 1991, relativa à organização da saúde. O artigo 1.º desta lei estipula que "*toda a pessoa tem direito à proteção da sua saúde nas melhores condições possíveis*", enquanto o artigo 3.º estabelece que "*toda a pessoa tem direito de acesso a serviços preventivos, curativos, paliativos, de diagnóstico e de readaptação funcional, com ou sem hospitalização, a título oneroso ou gratuito".(5).*

O direito à vida levanta questões éticas complexas quando confrontado com a noção de "direito a morrer". Duas questões fundamentais emergem deste debate: os doentes têm o direito de decidir pôr termo à sua vida e de controlar a sua própria morte? Têm o direito de pôr em perigo a sua integridade física?

Embora o suicídio não seja geralmente criminalizado, o auxílio ao suicídio é frequentemente considerado um ato repreensível. Na Tunísia, o artigo 206.º do Código Penal prevê sanções para aqueles que participam conscientemente num suicídio(6). Esta legislação tem por objetivo proteger as pessoas vulneráveis e evitar eventuais abusos.

No entanto, a questão da autonomia individual e do respeito pela liberdade de escolha continua no centro do debate. Deverá ser concedido aos doentes em sofrimento extremo o direito de pôr termo à sua vida, mesmo com a ajuda de terceiros? Esta questão delicada suscita profundas considerações morais, religiosas e jurídicas.

No nosso contexto sociocultural e religioso, a eutanásia continua a ser considerada como um ato de homicídio deliberado punível com a morte. O artigo 201.º do Código Penal tunisino (CPT) estipula que "*é punido com a morte todo aquele que, por qualquer meio, cometa um homicídio voluntário e premeditado*". (6).

Neste quadro, os médicos não estão autorizados, em caso algum, a praticar um ato destinado a ajudar um doente a morrer. Perante um pedido de eutanásia, o médico é obrigado a informar o doente da sua recusa. No entanto, é imperativo que o médico se abstenha de qualquer forma de excesso terapêutico, respeitando o princípio da beneficência e garantindo o conforto e a dignidade do doente no fim da vida.

B. O direito aos cuidados de saúde :

O Código de Deontologia Médica tunisino (CDMT) sublinha explicitamente o direito fundamental a cuidados de qualidade. Este texto regulamentar garante a qualidade dos cuidados e dos actos médicos através de várias disposições essenciais.

O artigo 32.º do Código de Deontologia Médica tunisino (CDMT) sublinha o compromisso crucial do médico de efetuar o seu diagnóstico com o maior rigor, recorrendo, se necessário, a conselhos esclarecidos e a métodos científicos adequados (7). Esta exigência de precisão diagnóstica é crucial para o compromisso do médico para com o doente, obrigando-o a prestar cuidados conscienciosos e dedicados, baseados em provas científicas. Esta noção de "contrato de cuidados" estabelece um acordo implícito entre o doente e o médico, exigindo cuidados atentos e conformes às normas médicas estabelecidas.

Da mesma forma, o artigo 13.º do CDMT especifica que "... *o médico não deve nunca, salvo circunstâncias excepcionais, empreender ou prosseguir cuidados, ou formular prescrições em domínios que não conheça e que ultrapassem a sua competência e qualificação reconhecida*".(7). do CDMT, não comprometer a qualidade dos cuidados e dos actos médicos, salvo em casos de necessidade justificada pelo interesse do doente. (7).

Além disso, o direito à continuidade dos cuidados, consagrado nos artigos 37.º e 38.º da CDMT, sublinha a obrigação do médico de assegurar uma assistência contínua e harmoniosa aos seus doentes. (7). O objetivo deste princípio é garantir uma qualidade óptima dos cuidados e uma atenção sustentada ao bem-estar das pessoas tratadas, evitando rupturas na trajetória dos cuidados. O médico deve, por conseguinte, assegurar a coerência e a coordenação das intervenções médicas, acompanhando os doentes e favorecendo a transmissão de informações pertinentes entre os profissionais de saúde.

Estes princípios éticos e constitucionais sublinham o empenho da profissão médica na proteção da saúde e no respeito pelos direitos dos doentes, salientando simultaneamente a importância da competência, da qualidade dos cuidados e da continuidade da prática médica.

C. O direito à dignidade e integridade pessoais :

O direito à dignidade e integridade pessoais, um princípio fundamental dos direitos humanos, é um pilar essencial dos sistemas de saúde modernos, garantindo cuidados de elevada qualidade que respeitam os direitos e liberdades dos doentes.

Este direito implica o respeito por toda a pessoa, tendo em conta as suas crenças e valores, assegurando o alívio do seu sofrimento e protegendo-a contra qualquer ataque injustificado ao seu corpo e mente.

Nos termos do artigo 3.º da Carta dos Direitos Fundamentais da União Europeia, todas as pessoas têm direito à integridade física e mental, devendo este direito ser respeitado, protegido e garantido. (8).

O respeito pela dignidade e integridade do indivíduo inclui o direito fundamental de ser tratado com respeito, de desfrutar de um fim de vida digno, de manter a sua dignidade até à morte, de receber cuidados benevolentes e de ter a sua integridade preservada durante os cuidados. Este princípio implica também o consentimento informado do doente, o respeito pela sua autonomia, a confidencialidade dos seus dados médicos, a proteção da sua privacidade e o acesso equitativo aos cuidados.

Qualquer violação destes princípios, como a falta de informação, a coação para tratamento, a divulgação não autorizada de informações, a falta de respeito ou de privacidade, ou a discriminação, constitui um grave atentado à dignidade e à integridade do paciente.

Estes princípios éticos e jurídicos sublinham a importância de preservar a dignidade e a integridade de cada indivíduo, de garantir cuidados respeitosos e um fim de vida digno, e de prevenir qualquer forma de abuso ou de dano físico ou moral.

D.   O direito à inviolabilidade do corpo :

O direito à inviolabilidade do corpo humano, consagrado no direito internacional em matéria de direitos humanos, é um princípio fundamental na Tunísia, consagrado na Constituição e nas leis nacionais. Embora não seja explicitamente mencionado, o artigo 25.º da Constituição tunisina estabelece que "*o Estado protege a dignidade do ser humano e a sua integridade física e proíbe a tortura moral e física*".(4)constituindo assim uma base constitucional para a proteção da integridade física.

De um ponto de vista deontológico, o artigo 2.º da CDMT estipula: "*O respeito pela vida e pela pessoa humana constitui, em todas as circunstâncias, o dever primordial do médico*".(7). O respeito por este direito implica a obrigação de obter o consentimento do doente para o ato de prestação de cuidados, exceto em caso de urgência.

Os doentes têm o direito de recusar tratamento e nenhuma ação pode ser realizada no seu corpo sem o seu consentimento. A dificuldade surge quando são necessários cuidados vitais mas o doente recusa. O médico encontrar-se-á perante um dilema: entre o dever de respeitar a vontade do doente e a obrigação de respeitar a vida e, por conseguinte, o dever de socorrer uma pessoa em perigo. Neste contexto, o médico deve informar o doente sobre os riscos inerentes à recusa de tratamento.

Artigo 18.º do Decreto n.º 81-1634 de 30/11/1981, relativo ao regulamento interno geral dos hospitais: *"Qualquer doente maior de idade e no pleno gozo das suas faculdades mentais que deseje abandonar o estabelecimento antes do seu restabelecimento e apesar do parecer contrário do chefe de serviço, deve apresentar um pedido escrito e assinado a fim de libertar o estabelecimento da sua responsabilidade. No caso de menores ou de adultos incapazes, o pedido em causa deve ser apresentado pelos pais ou pelo tutor legal.*(9).

A inviolabilidade do corpo deve, portanto, ser respeitada, salvo excepções legítimas previstas na lei. Os doentes que sofram de certas doenças transmissíveis (infeção pelo VIH, cólera, etc.) podem ser obrigados a submeter-se a um tratamento regular e a fazer prova disso mediante a apresentação de atestados médicos nas datas fixadas pela autoridade sanitária. (10).

E. Direito à não-discriminação :

A igualdade de direitos está consagrada na Declaração Universal dos Direitos do Homem, que proíbe todas as formas de discriminação.

Este princípio está consagrado em vários instrumentos internacionais, incluindo o Pacto Internacional sobre os Direitos Económicos, Sociais e Culturais (artigo 12.º), que reconhece o direito de todas as pessoas à saúde física e mental, bem como aos cuidados de saúde preventivos, curativos e de reabilitação (11).

da Carta dos Doentes estabelece que todas as pessoas têm direito à proteção da sua saúde nas melhores condições possíveis, sem discriminação em razão da religião, sexo, raça, idade ou situação socioeconómica.(12). O artigo 3.º da CDMT estipula que *"O médico deve   O   médico   deve tratar   todos os seus doentes com a   mesma consciência,   sem   qualquer   tipo   de discriminação"*.(7).

O respeito pelo direito à não discriminação nos cuidados de saúde é essencial para garantir um acesso equitativo aos cuidados e a promoção da saúde para todos. Trata-se de um desafio importante que exige a mobilização colectiva dos governos, das partes interessadas do sistema de saúde e da sociedade civil.

F.   Direito à confidencialidade :

O respeito pelo direito à confidencialidade é a pedra angular da medicina e a base da relação entre o prestador de cuidados e o doente, protegida por disposições éticas e jurídicas: *"Não há medicina sem confiança, não há confiança sem confiança"*. (13). Os médicos demonstram o seu respeito pelos doentes protegendo a sua confidencialidade.

O direito à confidencialidade é alargado por um direito à intimidade e um direito à privacidade. Os médicos devem examinar os seus pacientes em condições que respeitem a sua privacidade. O médico deve também garantir o respeito pela confidencialidade da sua correspondência.

Este direito aplica-se a todos os aspectos dos cuidados prestados ao doente, bem como a todas as informações médicas e não médicas de que o médico tenha conhecimento no exercício da sua profissão. O artigo 8.º, consagrado no CDMT, estipula que "*todos os médicos estão obrigados ao segredo profissional, salvo disposição legal em contrário*".(7). O médico deve zelar para que os seus auxiliares sejam informados das suas obrigações em matéria de segredo profissional e as cumpram, conforme dispõe o artigo 9.º do CDMT: "*O médico deve zelar para que as pessoas que o assistem no exercício da sua atividade sejam informadas das suas obrigações em matéria de segredo profissional e as cumpram*".(7).

No entanto, o direito à confidencialidade tem limites. Estabelecida no interesse do doente, a regra do segredo médico pode ser levantada quando um interesse superior, o da coletividade, o justifique. A lei especifica as situações em que os médicos são obrigados ou autorizados a revelar informações normalmente confidenciais (excepções legais ao segredo médico: notificação de nascimentos, óbitos, acidentes de trabalho e doenças profissionais, denúncia de maus tratos a crianças, etc.).

A violação do segredo profissional é punida pelo artigo 254.º do Código Penal tunisino: "*Os médicos, os cirurgiões e outros profissionais de saúde, os farmacêuticos, as parteiras e todas as outras pessoas a quem, em virtude do seu estatuto ou da sua profissão, sejam confiados segredos, são passíveis de seis meses de prisão e de uma multa de cento e vinte dinares se revelarem esses segredos, exceto se a lei os obrigar ou autorizar a agir como denunciantes*".(6).

G. Direito à informação :

O direito do doente à informação médica é um pilar fundamental do contrato médico e da relação de confiança entre o médico e o doente. É da maior importância e tem fundamentos morais, éticos e jurídicos. Justifica-se pelo direito à autonomia do doente.

Antes de qualquer intervenção médica, é essencial fornecer informações claras, justas e adaptadas à capacidade de compreensão do indivíduo, a fim de obter o seu consentimento livre e esclarecido.(12).

Enquanto parte fundamental do processo de cura, esta informação é um pré-requisito para o consentimento informado, a adesão e a participação ativa dos doentes no seu próprio tratamento.

A compreensão clara dos diferentes diagnósticos, dos objectivos, da natureza e do desenrolar dos cuidados propostos, bem como das medidas preventivas necessárias, facilita uma decisão autónoma e informada por parte do doente, reforçando assim a relação de confiança entre o profissional de saúde e a pessoa cuidada.(12).

O registo médico deve indicar que o doente foi informado de todos os dados e informações necessários acima referidos.

No caso de menores e de adultos incapazes, a informação deve ser comunicada ao seu tutor legal. Em caso de prognóstico grave ou fatal, a informação pode ser recusada ao doente. Pode, no entanto, ser comunicada à família direta, a menos que o doente tenha expressamente proibido essa comunicação ou designado os terceiros a quem deve ser comunicada (artigo 36.º da CDMT).(7).

H. Consentimento para a prestação de cuidados :

Em virtude do princípio fundamental da inviolabilidade do corpo humano, qualquer procedimento ou tratamento médico requer o consentimento prévio da pessoa em causa. A liberdade de consentimento é um direito fundamental do indivíduo. As normas éticas e profissionais em vigor no domínio dos cuidados de saúde sublinham a importância de respeitar a autonomia dos doentes nas decisões relativas à sua saúde e de obter o seu consentimento informado na relação médico-doente.

Exceto nos casos em que o paciente sofra de uma doença que diminua a sua capacidade de discernimento, todos os pacientes devem sempre poder dar ao médico o seu consentimento informado antes de qualquer exame médico.

Na maioria dos casos, o consentimento é dado verbalmente. No entanto, em situações específicas, o consentimento escrito é exigido pela lei tunisina. É o caso, nomeadamente, de procedimentos como a remoção de órgãos de pessoas vivas, a experimentação de drogas ou a procriação medicamente assistida.

Embora o consentimento seja geralmente exigido, existem excepções em situações específicas. Numa emergência médica, em que o doente se encontra em estado crítico e não pode dar o seu consentimento, os profissionais de saúde têm o direito de tomar as medidas necessárias para salvar a vida do doente ou evitar danos graves para a sua saúde. Do mesmo modo, no caso de doenças transmissíveis ou de perturbações mentais graves, os médicos podem atuar sem o consentimento explícito do doente, a fim de proteger a saúde pública ou evitar danos ao doente. Por exemplo, um indivíduo que sofra de uma doença transmissível, que tenha conhecimento do seu estado, recuse tratamento e continue conscientemente a infetar as pessoas que o rodeiam, pode ser sujeito a medidas coercivas para proteger a saúde pública.

I. Direito à livre escolha do prestador de cuidados de saúde e ao acesso aos registos médicos :

O direito à livre escolha do prestador de cuidados de saúde é garantido no sector privado. No sector público, este direito não é absoluto, uma vez que os doentes são encaminhados para toda uma equipa de cuidados de saúde. No entanto, consoante a organização do serviço, pode ser concedido aos doentes o direito de serem tratados pelo médico ou enfermeiro da sua escolha.

O direito de acesso aos registos médicos é um direito essencial para os doentes, garantindo a transparência e a proteção das suas informações médicas, bem como a continuidade dos cuidados.

No sector público, os registos médicos continuam a ser propriedade do estabelecimento, em conformidade com o artigo 72.º do Decreto 81-1634, de 30/11/1981, relativo ao regulamento interno geral dos hospitais, que estipula que " *o pessoal deve velar pela atualização dos documentos do serviço e elaborar, nomeadamente, os registos médicos dos doentes. Estes registos são e continuam a ser propriedade do estabelecimento*".(9).

De acordo com o decreto do Ministério da Saúde de 28 de maio de 2001, que aprova o caderno de encargos dos estabelecimentos de saúde privados, os registos médicos devem ser conservados nos arquivos do estabelecimento. Deve ser emitida uma cópia a pedido do doente, do seu tutor legal, do seu médico assistente ou dos seus beneficiários. (14).

Além disso, os documentos de imagiologia médica e de análises biológicas devem ser entregues a pedido. Esta disposição garante o acesso dos doentes aos seus processos clínicos, permitindo-lhes consultar informações sobre a sua saúde e partilhá-las com os profissionais de saúde envolvidos nos seus cuidados.

Este direito reforça a relação de confiança entre os doentes e a profissão médica e promove uma melhor compreensão e uma tomada de decisões informada sobre a sua saúde.

J. Direito a indemnização por qualquer dano :

Os doentes têm direito a uma indemnização civil por qualquer dano sofrido na sequência de um tratamento, independentemente de haver ou não negligência médica. Este princípio implica que qualquer pessoa que sofra um dano devido a negligência médica ou a um mau funcionamento do sistema de saúde pode obter uma indemnização pelo dano sofrido.

Para que a responsabilidade médica seja incorrida, devem estar reunidas três condições cumulativas:

- Um erro: Um erro pode ser cometido por um médico, um profissional de saúde, um estabelecimento de saúde ou um serviço de saúde. Este defeito pode consistir num erro de diagnóstico, num erro de tratamento, numa falta de informação, numa falta de consentimento informado, etc.

- Danos: Os danos podem ser físicos, psicológicos ou materiais. Pode tratar-se de lesões corporais, invalidez, danos estéticos, sofrimento mental, despesas de saúde, perda de rendimentos, etc.

- Um nexo de causalidade entre a culpa e o dano: deve ser demonstrado que o dano foi diretamente causado pela culpa cometida.

Trata-se de uma obrigação legal e ética dos profissionais de saúde, que devem indemnizar os danos causados por erros médicos ou por incumprimento das obrigações de assistência. Este direito garante a proteção dos direitos dos doentes e a responsabilidade dos profissionais de saúde em caso de danos pessoais.

III. <u>CAPÍTULO 3 : Avaliação dos conhecimentos do pessoal médico</u>

A. Materiais e métodos :

1. Tipo de estudo :

Trata-se de um estudo transversal descritivo e analítico, incluindo profissionais de saúde que trabalham no sector público (centros hospitalares universitários (CHU), hospitais regionais (HR)).

2. População do estudo :

O nosso inquérito foi realizado junto de profissionais de saúde que trabalham em instituições públicas.

a) Critérios de inclusão :

Os profissionais de saúde incluem farmacêuticos, dentistas, médicos e residentes médicos de todas as especialidades que trabalham em hospitais públicos, quer sejam centros universitários ou hospitais regionais.

b)   *2.2 Critérios de não-inclusão :*

- Médicos especializados em medicina legal.
- Médicos que exercem a sua atividade no sector privado.

3.   Recolha de dados :

Os dados foram recolhidos através de um questionário pré-estabelecido em francês, com dois temas: o primeiro incluía questões relacionadas com o domínio dos direitos dos doentes e da ética da saúde e o segundo abordava um tema mais específico relacionado com os direitos de saúde das pessoas privadas de liberdade.

Pessoas privadas de liberdade", pessoas sob o controlo da lei, privadas do seu direito à liberdade durante um determinado período de tempo em consequência de actos pelos quais tenham sido condenadas. (15). São utilizados termos diferentes para designar os diferentes grupos de pessoas privadas de liberdade: "presos preventivos", "pessoas que aguardam julgamento", "reclusos" ou "detidos".(15).

O questionário é composto por três partes. A primeira parte inclui perguntas destinadas a traçar o perfil dos participantes sem revelar a sua identidade (idade, sexo, grau académico, especialidade, local de exercício da profissão e se já assistiram a uma conferência sobre o tema). A segunda parte é constituída por perguntas fechadas de escolha simples ou múltipla, destinadas a avaliar o nível de conhecimentos dos participantes sobre os direitos dos doentes e a ética médica em geral. A terceira parte inclui perguntas sobre os direitos de saúde das pessoas privadas de liberdade.

A escolha das perguntas baseou-se em situações clínicas práticas com as quais os profissionais são confrontados diariamente, a fim de realçar a gravidade das questões éticas em jogo e as consequências médico-legais daí resultantes.

Os casos clínicos abordaram os seguintes temas: informação e consentimento, segredo médico, não assistência a uma pessoa em perigo, escolha do médico e acesso aos registos médicos, investigação médica, fim da vida (Anexos).

4.   Análise dos dados :

Os dados foram analisados utilizando o Statistical Package for Social Sciences (SPSS) para Windows, versão 21.0.

5.   Secção descritiva

Para um estudo descritivo, foram criadas duas novas variáveis: "Score 1" e "score2", que contêm a pontuação atribuída à segunda e terceira partes do questionário para cada participante (1 ponto por cada resposta correta a cada pergunta).

Para aumentar o poder da nossa análise, identificámos três grupos de participantes:

→ Para a segunda parte do questionário :

- Indivíduos com "conhecimento insuficiente" < ou igual a 10

- Pessoas com "conhecimentos médios" 11-20

- Pessoas com "bons conhecimentos" > 20

→ Para a terceira parte do questionário :

- Os que têm "conhecimento baixo" < ou igual a 5.

- Os que têm "conhecimentos médios" 6-11.

- Os que têm "Bons conhecimentos" > 12.

As variáveis qualitativas foram expressas em frequências e as variáveis quantitativas em médias.

6. Parte analítica

Para efetuar uma análise univariada, os participantes com "Conhecimentos Médios" e os participantes com "Conhecimentos Insuficientes" foram agrupados num único grupo denominado "Conhecimentos Insuficientes".

Em seguida, procedeu-se a uma análise univariada para identificar os factores associados a um conhecimento deficiente.

As percentagens foram comparadas utilizando o teste Chi 2 de Pearson se todos os números teóricos fossem maiores ou iguais a 5, e utilizando o teste de Fisher se não fossem.

O nível de significância estatística foi fixado em 0,05.

7. Considerações éticas :

Não existe qualquer conflito de interesses neste trabalho. O questionário foi preenchido de forma voluntária e anónima pelos participantes, que foram claramente informados do objetivo do estudo.

B. Resultados da avaliação do nível de conhecimentos do pessoal médico

1. Parte 1: avaliação dos conhecimentos do pessoal médico em matéria de legislação e ética no domínio da saúde

Dos 384 questionários distribuídos, 243 foram totalmente preenchidos, o que corresponde a uma taxa de resposta de 63,28%. A idade dos participantes no questionário variou entre os 26 e os 54 anos, com uma média de 32,73 ± 5,61 anos. Neste estudo, predominaram as mulheres, com um rácio de 0,64.

Além disso, quase todos os médicos participantes (96,3%) afirmaram não ter participado numa conferência sobre direito médico e ética na saúde. De acordo com a pontuação utilizada, a maioria dos participantes tinha um nível médio de conhecimentos (Quadro I). Os participantes com "conhecimentos medíocres" representavam 60,9% (este valor é obtido através da soma das percentagens de participantes com "conhecimentos médios" e "conhecimentos medíocres").

Tabela I: Níveis de conhecimento dos participantes

Conhecimento	Força de trabalho	Percentagem (%)
Bom	95	39,1
Média	167	60,5
Baixa	01	0,4

a) Consentimento, informação :

A primeira pergunta dizia respeito ao consentimento para a prestação de cuidados. Quase todos os participantes (99,6%) consideraram que era necessária uma informação clara e justa para obter o consentimento para a prestação de cuidados antes de qualquer ação.

Oitenta e dois por cento assinalaram a caixa "O consentimento deve ser dado por escrito" e 68,7% afirmaram que, na maioria dos casos, é dado oralmente.

Quatro por cento dos inquiridos consideram que é necessário o consentimento do marido no caso de uma interrupção voluntária da gravidez.

No que diz respeito à informação, 22,6% dos participantes consideram que é obrigatória, mesmo em caso de emergência. Dois vírgula cinco por cento dos participantes responderam que podiam ocultar ao doente informações sobre uma doença transmissível, como a SIDA, devido às repercussões psicológicas. Quase metade (55,6%) dos inquiridos incluídos neste estudo afirmou que um prognóstico grave pode ser ocultado ao doente.

b)   *Direito de escolha do médico e de acesso aos registos médicos :*

Para esta pergunta, a resposta correta é "Informa-a de que será operada pelo cirurgião de acordo com a organização do serviço e a disponibilidade dos cirurgiões".

Enquanto 26,3% dos médicos inquiridos afirmam que os doentes não têm o direito de escolher o seu cirurgião, independentemente de estarem num hospital privado ou público.

Em que circunstâncias pode ser recusado a uma pessoa o acesso aos seus registos médicos? Tem o direito de receber uma cópia do resumo da alta para garantir uma continuidade óptima dos cuidados?

No que se refere à continuidade dos cuidados numa policlínica, 41,2% dos participantes consideram que os doentes têm direito a dispor de todo o seu processo clínico.

c) *Confidencialidade médica :*
➢ Confidencialidade médica / menores

Para a pergunta relativa ao segredo médico de um menor, se um menor se opuser à transmissão de informações que lhe digam respeito aos seus pais, 37,9% (n=92) dos participantes manifestaram o seu acordo em não comunicar essas informações aos pais do menor (para o seu bem-estar físico).

> Comunicação às autoridades pelo pessoal de cuidados :

Relativamente à pergunta sobre a denúncia às autoridades por parte do pessoal de saúde, 97,9% dos médicos participantes assinalaram a caixa "denunciar violência contra as mulheres", 98,4% assinalaram "denunciar abuso de crianças" e 93,4% assinalaram "denunciar um crime em curso". Vinte e seis por cento assinalaram a opção "denunciar um crime já cometido". Outros 8,6% dos inquiridos afirmaram que denunciariam um crime confessado por um doente que os consultasse.

Na questão relativa aos maus tratos a crianças, foi colocada a situação de uma indicação para hospitalização urgente de uma criança vítima de maus tratos, mas o pai recusou e limitou-se a pedir uma receita médica. Apenas 12,8% dos médicos inquiridos assinalaram a caixa errada "Respeitar a vontade do tutor legal".

> Confidencialidade médica e doenças transmissíveis

Apenas 2,5% dos profissionais de saúde inquiridos concordaram em informar a esposa de um doente com VIH sobre o seu estado de saúde e 5,5% não sabiam qual a atitude adequada neste caso.

d) *Investigação de medicamentos*

Sete por cento dos médicos que participaram neste estudo pensam que as mulheres grávidas podem ser candidatas à investigação de medicamentos.

No que diz respeito ao consentimento para todas as fases da investigação e às reacções adversas, 36,2% dos médicos interrogados consideram que o consentimento foi dado oralmente.

e) ***Não prestar assistência a uma pessoa em perigo :***

No questionário distribuído, propusemos a seguinte situação: um doente com múltiplas patologias e cancro terminal é trazido para a urgência em estado de coma, necessitando de ser entubado, mas o médico recusa-se a intervir, acreditando que se trata de um caso perdido. A questão perguntava se os participantes concordavam com o médico (sim ou não), e 33,3% assinalaram "sim". Em seguida, perguntámos se o médico era responsável, e 11,9% dos participantes assinalaram "Não".

f) ***Fim da vida***

No que diz respeito à pergunta sobre a situação de um doente que sofre de uma doença neoplásica terminal e que pede ao seu médico, durante a hospitalização, para pôr fim ao seu sofrimento, ajudando-o a morrer com dignidade, 2,5% dos médicos interrogados exprimiram a sua aprovação.

2. Parte 2: Avaliação dos conhecimentos do pessoal médico sobre os direitos de saúde das pessoas privadas de liberdade

a) Caraterísticas da população do estudo :

A maioria dos participantes (97,2%) no presente estudo não tinha participado numa conferência sobre os direitos das pessoas privadas de liberdade.

Apenas um participante conseguiu responder corretamente a todas as perguntas. Todos os participantes responderam corretamente a apenas duas perguntas. O Quadro II mostra a distribuição do pessoal médico de acordo com o seu nível de conhecimentos no domínio do direito à saúde das pessoas privadas de liberdade.

Quadro II: Repartição por nível de conhecimentos dos participantes

Conhecimento	Força de trabalho	Percentagem
Bom	41	16,9%
Média	189	77,7%
Baixa	13	5,4%

b) Consentimento para a prestação de cuidados :

Quase dois terços dos participantes (69,4%) consideraram que é necessário obter o consentimento de um paciente privado de liberdade antes de realizar um exame físico ou qualquer ato de cuidados. Trinta e seis por cento consideram que deve ser obtida autorização dos agentes de segurança para examinar e tratar um doente sob custódia policial.

c) Confidencialidade médica :

Apenas quase metade dos participantes (58,3%) considera que os médicos não devem transmitir informações sobre o estado de saúde de um doente privado de liberdade aos agentes da polícia.

Um quarto dos participantes considerou que um crime cometido pelo doente no passado devia ser comunicado às autoridades, enquanto 41,7% dos inquiridos consideraram que um "crime já cometido" admitido pelo doente durante a entrevista não devia ser comunicado.

d) *Não prestar assistência a uma pessoa em perigo :*

Neste contexto, apresentámos a situação de um recluso condenado à morte, diagnosticado como positivo para a SARS-Covid-19, que apresentava uma deterioração do seu estado geral e sinais de dificuldade respiratória. O médico da prisão recusou-se a intervir por receio de correr o risco de contaminação por um assassino. A questão que se colocava era se os participantes concordavam com a atitude do médico ("sim" ou "não") e se o médico poderia ser responsabilizado criminalmente neste caso.

Todos os participantes desaprovaram a atitude do médico. Oitenta e três dos entrevistados assumiram que o médico seria responsabilizado criminalmente.

e) *Investigação sobre drogas em pessoas privadas de liberdade :*

Metade dos participantes considera que as pessoas privadas de liberdade não podem ser candidatas a ensaios clínicos no âmbito da investigação médica, ao passo que 22,2% afirmam que podem participar.

C. Discussão dos resultados :

1. Factores que influenciam o nível de conhecimento:

A insuficiência dos conhecimentos dos participantes, sejam eles declarativos, processuais ou condicionais, no domínio da ética da saúde e dos direitos dos doentes, é confirmada tanto pelo nosso estudo como pelos dados da literatura (3,16,17).

Dos profissionais de saúde incluídos no nosso estudo, apenas 3,7% tinham participado em conferências sobre direito médico e ética na saúde. Este valor está em conformidade com os resultados da literatura: um estudo realizado na Nigéria em 2012 revelou que 24,7% dos médicos inquiridos afirmaram ter participado em conferências sobre estes temas (18).

No nosso estudo, 60,9% dos participantes tinham um nível de conhecimentos insuficiente. Um estudo de 2016 com 200 médicos na Índia, realizado por G. Venkat Rao et al., concluiu que 84 internos (70%) e 32 médicos pós-graduados (40%) não tinham conhecimentos adequados para tratar casos médico-legais de forma independente(19).

Esta falta de sensibilização pode ser explicada por uma falta de formação dos profissionais de saúde, mas também por uma formação universitária inicial demasiado centrada no ensino teórico. Por exemplo, num estudo realizado nos Estados Unidos em 2020, 46% dos residentes de ginecologia-obstetrícia que responderam ao questionário afirmaram que a formação médico-legal era dada informalmente ou através da observação de colegas e 15% afirmaram não ter recebido qualquer formação nesta área. (20).

É fundamental e essencial que os médicos conheçam estes instrumentos de tomada de decisão, a fim de proteger a confiança dos seus pacientes no âmbito do pacto de cuidados. Um estudo efectuado no Nepal sobre a importância da ética no domínio da medicina revelou que uma grande maioria (91,3%) dos participantes a considerava muito importante(21).

2.   Direito à informação :

Os médicos têm a obrigação legal e ética de informar os seus pacientes de forma justa, clara e adequada sobre o seu estado de saúde e sobre as investigações e cuidados que propõem, independentemente do procedimento médico previsto, seja ele terapêutico (preventivo ou curativo) ou não.

De acordo com a Carta dos Doentes, os médicos só estão isentos da sua obrigação de informação aos doentes em casos muito específicos:

- Numa situação de emergência comprovada, quando qualquer atraso no tratamento pode comprometer seriamente a saúde do doente.

- Quando o paciente se recusa explicitamente a ser informado, exceto no caso de uma doença transmissível

- Quando o estado de saúde do doente não permite fornecer informações claras e adequadas.(12)

O nosso estudo mostrou que 2,5% dos médicos participantes aceitaram não informar um doente que sofre de uma doença transmissível sobre a natureza da sua patologia. Este resultado é semelhante ao do estudo efectuado por Aissaoui A et al, que revelou que 18% dos médicos inquiridos estavam dispostos a não dar este tipo de informação aos seus doentes (23).

Nos termos do artigo 6.º da Lei 92-71 de 27 de julho de 1992, alterada em 2007, relativa às doenças transmissíveis (10), os doentes que sofrem destas doenças devem ser informados do seu diagnóstico. O objetivo desta obrigação é evitar a transmissão da doença às pessoas que o rodeiam. Assim, o médico deve informar o doente sobre a natureza da doença, as suas possíveis consequências e os riscos de contágio se não forem seguidas medidas de prevenção. O incumprimento destas disposições pode ser objeto de sanções penais. (10).

Por outro lado, 44,4% dos participantes salientaram que um prognóstico grave não deve ser ocultado ao doente, enquanto 8,6% indicaram que não divulgariam esta informação a um familiar próximo. Uma investigação realizada por Yuxiu Liu et al. em 2018 destacou que muitos doentes expressaram o desejo de serem informados de um diagnóstico de doença terminal (91,9% vs 53,2%, P <0,01)(25).

De acordo com o artigo 36.º do Código de Deontologia Médica (CDM), em certas situações excepcionais em que o prognóstico é sombrio ou fatal, o médico pode, excecionalmente, ocultar esta informação ao doente. No entanto, deve informar a família direta, a menos que o doente tenha previamente proibido essa divulgação ou designado os terceiros a quem a mesma deve ser comunicada.(7).

O objetivo desta disposição é proteger os doentes de serem informados de forma demasiado abrupta de que o seu prognóstico é fatal, respeitando o seu direito à informação e permitindo que os seus familiares sejam informados para que lhes seja prestado o melhor apoio possível. Trata-se, no entanto, de uma exceção restrita, sendo que o princípio é o de que o médico deve informar de boa fé o doente sobre o seu estado de saúde.

3.   Direito de consentimento :

De acordo com o princípio da inviolabilidade do corpo humano, qualquer ato médico requer o consentimento prévio do doente. A liberdade de consentimento é um direito fundamental que as normas éticas e profissionais no domínio dos cuidados de saúde sublinham como essencial para respeitar a autonomia dos doentes nas decisões relativas à sua saúde.

Para o efeito, o médico tem o dever de informar claramente o doente sobre o seu estado de saúde, os procedimentos previstos e as suas consequências, para que este possa dar o seu consentimento com conhecimento de causa. Este direito à informação é essencial para permitir ao doente exercer a sua autonomia nas decisões relativas à sua saúde.

No presente estudo, 80,2% dos médicos que preencheram o questionário consideraram que o consentimento para a prestação de cuidados deve ser feito por escrito. Este resultado é semelhante ao de um estudo efectuado na Índia em 2017 por Mahesh Jambure et al. (22)que mostrou que 62 (62,0%) dos internos e 75 (93,75%) médicos pós-graduados responderam que o melhor tipo de consentimento médico é o consentimento informado por escrito (22).

Estas atitudes não estão em conformidade com o quadro jurídico tunisino. O consentimento para a prestação de cuidados é tradicionalmente dado oralmente, exceto no caso de certos procedimentos, como a remoção de órgãos de uma pessoa viva, a experimentação biomédica e os procedimentos de medicina reprodutiva (12,23).

No caso de um doente menor de idade, o contrato de cuidados é celebrado com o seu tutor legal. O tutor deve estar presente aquando do exame do menor e deve dar o seu consentimento para qualquer procedimento de diagnóstico ou terapêutico.

No entanto, 4,9% dos participantes admitiram ter tratado um menor sem obter o consentimento dos pais. Um estudo realizado por Aissaoui.A et al em 2018 concluiu que 18% dos participantes também concordaram em prestar cuidados a um menor sem obter o consentimento parental (24). Um estudo realizado por Gupta G et al concluiu que 59,1 % dos médicos inquiridos afirmaram que obteriam o consentimento do tutor legal antes de efetuar uma extração dentária numa doente de 17 anos (25).

Embora os detidos e os presos estejam privados da sua liberdade, conservam todos os seus direitos enquanto seres humanos, com exceção dos que perderam em consequência da sua privação de liberdade. Estes direitos são protegidos pelas disposições da Constituição, que estipula que "*todos os reclusos têm direito a um tratamento humano que preserve a sua dignidade*" (artigo 36)(4).

No nosso inquérito, 69,4% dos participantes consideraram que o consentimento do doente detido deve ser obtido para o exame físico e antes de qualquer ato de assistência.

Exceto nos casos em que a pessoa em causa sofra de uma doença que comprometa a sua capacidade de discernimento, a pessoa privada de liberdade deve sempre poder dar o seu consentimento informado ao médico antes de qualquer exame médico. Além disso, qualquer derrogação aos princípios do livre consentimento do paciente deve ser estabelecida por lei e seguir os mesmos princípios que se aplicam à população em geral.

Trinta e seis por cento dos participantes no nosso estudo acreditam que é necessário obter autorização dos agentes de segurança para examinar e tratar um paciente sob custódia policial. Esta atitude está em contradição com as regras de Nelson Mandela, que estabelecem que *as decisões clínicas só podem ser tomadas por profissionais de saúde responsáveis* e que *não podem ser rejeitadas ou ignoradas por pessoal prisional não médico*. (26). É importante notar que os cuidados de saúde prestados às pessoas privadas de liberdade se baseiam exclusivamente em critérios médicos estabelecidos pelo profissional de saúde, tendo em conta que, de acordo com o artigo 11.º do Código de Deontologia Médica, *"o médico não pode alienar a sua independência profissional, seja sob que forma for"*.(7).

4. Direito de escolha do médico e de acesso aos registos médicos :

Neste estudo, 26,3% dos médicos inquiridos indicaram que os doentes não podem escolher o seu cirurgião, independentemente de estarem num hospital privado ou público.

Em conformidade com a Carta Europeia dos Doentes, cada indivíduo tem o direito de selecionar a sua equipa de cuidados de saúde e de escolher livremente entre vários procedimentos de tratamento, com base numa informação adequada. (8).

A livre escolha do prestador de cuidados de saúde é um direito plenamente garantido aos doentes no sector privado da saúde. No entanto, no sector público, este princípio tem limites. Os doentes dirigem-se geralmente a uma equipa de saúde no seu conjunto e não a um profissional em particular.

No entanto, em função da organização interna de cada estabelecimento de saúde pública, é por vezes possível aos doentes obterem o favor de serem tratados pelo médico ou enfermeiro da sua escolha. Este direito é, portanto, menos absoluto do que no sector privado, onde o doente é livre de consultar sem restrições o profissional de saúde da sua escolha.

No que diz respeito ao processo clínico hospitalar, o processo (contentor) é propriedade do hospital, enquanto o seu conteúdo pertence ao paciente, que pode dispor dele. Aquando da alta, é entregue ao paciente uma cópia do resumo da hospitalização (direito do paciente) para assegurar a continuidade dos cuidados.

5. Confidencialidade médica :

O segredo médico (SM) abrange todas as informações confiadas ao médico, bem como tudo o que foi visto, ouvido, compreendido ou mesmo interpretado pelo médico.

➢ Confidencialidade médica / menores :

No caso de um doente menor, o médico tem a obrigação legal e ética de informar os pais ou os tutores legais e de obter o seu consentimento antes de qualquer intervenção médica. No entanto, em certos casos específicos, como o de uma menor grávida de 17 anos, o médico pode ver-se confrontado com um dilema ético. Por um lado, deve, em princípio, informar os pais e obter o seu consentimento. Por outro lado, estes devem também proteger a menor de uma eventual violência por parte das pessoas que a rodeiam e agir no seu melhor interesse. Nesta situação, o médico deve avaliar com discernimento os riscos e os benefícios para o paciente menor, dando prioridade à sua proteção e ao seu bem-estar. O médico pode considerar a possibilidade de obter apenas o consentimento do menor se este for capaz de consentir e se a informação dos pais puder prejudicá-lo gravemente. Neste caso, porém, o médico deve registar cuidadosamente o seu raciocínio no processo médico.

Um estudo realizado em 2020 em Belgrado, na Sérvia, por Vida Jeremic Stojkovic et al. (27) que estudou a confidencialidade médica em relação aos adolescentes com base em várias escalas, mostrou que, de um total de 20 itens, um item não apresentava cargas factoriais significativas e foi excluído da escala. Este item era "A família deve estar envolvida na tomada de decisões importantes sobre a saúde de todos os seus membros". (27)

> ➤ <u>Confidencialidade médica (SM)/Comunicação às autoridades</u>

De acordo com o artigo 8.º do CDMT, "*todos os médicos estão obrigados ao segredo profissional, salvo disposição legal em contrário*". (7).

O objetivo da SM é proteger um interesse privado, o do doente. O interesse privado torna-se difuso quando está em causa o interesse público, daí as derrogações legais à SM. Estas derrogações são ditadas por lei. Recorde-se que estas excepções estão previstas no artigo 254º do CPT, que termina com : "*... exceto quando a lei os obrigue ou autorize a agir como denunciantes*". (6) e no artigo 8.º da CDMT: "*... salvo disposição legal em contrário*".(7).

Todos os médicos são, portanto, obrigados a declarar o facto descoberto pelo SM à autoridade prevista nesta derrogação. A não comunicação é punível por lei.

No nosso estudo, 20,6% responderam que iam denunciar um crime já cometido, o que é errado porque um crime já cometido, nomeadamente um ato de terrorismo, está coberto pelo segredo médico. Ao contrário de um crime que está a ser preparado, neste caso o médico é obrigado a denunciá-lo.

Com efeito, de acordo com o artigo 37.º da Lei 2015-26, de 7 de agosto, relativa à luta contra o terrorismo e à repressão do branqueamento de capitais: "*é culpado de uma infração terrorista e punível com pena de prisão de um a cinco anos e multa de cinco mil dinares quem, mesmo obrigado a sigilo profissional, não comunicar às autoridades competentes, sem demora e dentro dos limites dos actos de que tenha conhecimento, factos, dados ou informações relativos à prática de infracções terroristas previstas na presente lei ou à sua eventual prática". (28)*

*"O disposto no número anterior não se aplica aos ascendentes, descendentes e cônjuges. **Os advogados e médicos** estão igualmente isentos no que respeita aos segredos de que tenham tido conhecimento no exercício das suas funções ou em conexão com elas. Os jornalistas estão igualmente isentos, nos termos do disposto no Decreto-Lei n.º 2011-115, de 2 de novembro de 2011, relativo à liberdade de imprensa, de impressão e de edição. (29) ".*

Estas excepções não se aplicam às informações de que tenham tido conhecimento e cuja comunicação às autoridades teria permitido evitar a prática de infracções terroristas no futuro.

O abuso de crianças constitui também uma exceção legal ao sigilo médico. O artigo 31.º do

Código da Proteção de Menores (Lei 95-92) introduz a obrigação de denunciar qualquer abuso físico ou moral de uma criança observado por um médico: *"Qualquer pessoa, incluindo as que estão obrigadas ao sigilo profissional, tem o dever de comunicar ao responsável pela proteção de menores tudo o que possa constituir uma ameaça para a saúde ou para a integridade física ou moral da criança (maus tratos da criança, exploração sexual da criança, seja ela do sexo masculino ou feminino)"*.(30).

> Confidencialidade médica e doenças transmissíveis :

No que respeita às doenças transmissíveis, todos os médicos devem declarar ao doente e às autoridades sanitárias o diagnóstico confirmado de uma doença transmissível.

O artigo 7.º da Lei 92-71, de 27 de julho de 1992, completada e alterada pela Lei 2007-12, de 12 de fevereiro de 2007, relativa às doenças transmissíveis, impõe a qualquer médico ou biólogo que tenha diagnosticado ou tomado conhecimento das doenças transmissíveis referidas no artigo 3.º da lei e indicadas por despacho do Ministério da Saúde Pública (MSP), a obrigação de as declarar às autoridades sanitárias, independentemente do seu estatuto ou modo de exercício.(10).

Um estudo realizado no Brasil em 2021 por Gabriela Kato Lettieri et al. (31) mostrou que, de acordo com o CRM-PR (Conselho Regional de Medicina do Estado do Paraná), os médicos podem não respeitar o sigilo médico para o bem coletivo. Essa notificação é uma obrigação legal que justifica a derrogação do sigilo médico (31).

Um estudo efectuado na Bélgica em 2012 por Bjorn Ketels et al. (32) mostrou que os médicos devem informar o parceiro de uma pessoa com uma doença sexualmente transmissível sobre a sua doença, a fim de evitar cometer o crime de abstenção culposa nos termos do artigo 422. Isto parece aplicar-se tanto ao VIH como a outras IST. Esta posição foi parcialmente aceite pelas autoridades deontológicas, pelo menos no que diz respeito ao VIH, uma vez que deram "autorização" para informar o parceiro, se necessário. (32).

A questão relativa à esposa que solicita informações sobre o estado de saúde do seu marido, que se encontra hospitalizado para tratamento da infeção pelo VIH, levanta um dilema ético complexo. Por um lado, o doente tem um direito fundamental à confidencialidade das suas informações médicas. Por outro lado, o médico tem um dever de não maleficência que o pode obrigar a informar o parceiro exposto ao risco de contaminação.

Não existe uma solução simples para este conflito entre o respeito pela privacidade do doente e a proteção da saúde do cônjuge. É necessário ponderar cuidadosamente os princípios éticos envolvidos e as potenciais consequências de cada decisão. O médico deve ponderar cuidadosamente os vários interesses envolvidos antes de tomar uma decisão.

> ➢ <u>O segredo médico e as pessoas privadas de liberdade :</u>

O sigilo médico deve ser respeitado pelos detidos, em conformidade com as mesmas disposições legais que as aplicáveis às pessoas em liberdade. Todos os procedimentos médicos são efectuados na ausência de qualquer agente penitenciário ou judicial.

Contudo, em certas situações em que devem ser tidas em conta preocupações de segurança, pode ser necessário permitir que as consultas se efectuem sob a supervisão visual do pessoal prisional, preservando simultaneamente a confidencialidade auditiva.(15). De acordo com as Regras de Banguecoque das Nações Unidas, apenas o pessoal médico deve estar presente durante os exames médicos, exceto se o médico considerar que as circunstâncias são excepcionais, se solicitar a presença de um membro do pessoal prisional por razões de segurança ou se o recluso o solicitar expressamente(33).

No nosso estudo, mais de metade dos participantes (58,3%) consideraram que os médicos não devem divulgar informações sobre o estado de saúde de um doente privado de liberdade aos agentes da polícia.

O segredo médico é oponível a qualquer terceiro, incluindo as autoridades, mesmo que estas estejam vinculadas pelo segredo profissional. Abrange todos os aspectos dos cuidados de saúde prestados às pessoas privadas de liberdade, bem como todas as informações, médicas ou não, que cheguem ao conhecimento do médico no exercício da sua profissão. É por esta razão que as Regras de Nelson Mandela (NMR) insistem no facto de que "todos os exames médicos devem ser efectuados com total confidencialidade" e, de um modo mais geral, estabelecem "a confidencialidade das informações médicas, exceto em caso de ameaça real e iminente para o paciente ou para terceiros". (26).

6.   Investigação de medicamentos :

Desde há vários anos que a experimentação científica em seres humanos é objeto de um interesse constante por parte de legisladores e reguladores, com o objetivo de evitar abusos e garantir o respeito pelos direitos fundamentais e o bem-estar dos indivíduos.

A Tunísia registou uma evolução jurídica em matéria de regulamentação dos ensaios clínicos. Os termos da experimentação médica ou científica de medicamentos destinados à medicina humana são definidos em conformidade com o Decreto n.º 2014-3657, de 3 de outubro de 2014(34)que altera e completa o decreto n.º 90-1401, de 3 de setembro de 1990, que especifica que só podem ser objeto de experimentação os adultos (maiores de 18 anos) que possuam plena capacidade mental e jurídica e que dêem o seu consentimento escrito. O consentimento deve ser livre, informado, revogável e contínuo.

No caso dos voluntários analfabetos, o consentimento é dado na presença de uma pessoa de apoio à sua escolha, que não tem qualquer interesse no ensaio.

Os voluntários saudáveis não podem participar em mais de duas experiências por ano, separadas por um período mínimo de quatro meses a contar da data de conclusão da experiência anterior.

O respeito pelos indivíduos na investigação biomédica baseia-se num duplo dever moral: por um lado, respeitar a autonomia dos participantes e, por outro, proteger aqueles cuja autonomia está a desenvolver-se, a ser prejudicada ou diminuída.

Os participantes devem receber informações completas, compreensíveis e adequadas sobre os objectivos, procedimentos e riscos da investigação, de modo a poderem tomar uma decisão informada. O seu consentimento deve ser dado voluntariamente, sem qualquer forma de coação ou pressão.

Além disso, o consentimento deve ser um processo dinâmico, podendo os participantes retirá-lo em qualquer altura, se assim o desejarem, sem terem de justificar a sua decisão.

No âmbito do nosso estudo, verificou-se que 36,2% dos médicos inquiridos consideravam que o consentimento do participante relativamente às diferentes etapas da investigação e aos potenciais efeitos adversos podia ser dado verbalmente. No entanto, é importante sublinhar que a regulamentação tunisina exige que o consentimento seja obtido por escrito para qualquer experiência médica ou científica que envolva medicamentos destinados à medicina humana. De facto, o Ministério da Saúde Pública estabeleceu, por decreto de 2015, um modelo de formulário de consentimento informado para enquadrar esta prática.

Um estudo efectuado no Nepal em 2015 (21) revelou que a grande maioria dos médicos participantes (87,0%) estava envolvida em investigação envolvendo seres humanos. Neste contexto, 82,6% deles obtiveram o consentimento informado por escrito no processo de investigação. Estes resultados sublinham a importância de respeitar as normas éticas e jurídicas relativas ao consentimento informado na investigação médica.

Na Tunísia, os regulamentos proíbem a investigação de medicamentos em mulheres grávidas e a amamentar, sem distinção. No México, no entanto, é adoptada uma abordagem mais matizada. Antes de realizar uma investigação que envolva mulheres grávidas, é essencial definir claramente se o objeto principal do estudo é a própria mulher ou o feto em desenvolvimento. Além disso, é feita uma distinção entre investigação terapêutica, destinada a melhorar a saúde materna e/ou fetal, e investigação não terapêutica, cujo objetivo é contribuir para o avanço do conhecimento científico. Esta diferenciação permite avaliar com maior exatidão os riscos e benefícios potenciais para a mulher grávida e o feto e adaptar os protocolos em conformidade (35).

O Conselho de Revisão Institucional Múltipla do Colorado (COMIRB) declarou em março de 2022 que, de acordo com a Food and Drug Administration dos EUA, as mulheres grávidas estão excluídas da investigação sobre medicamentos (36,37).

Os menores e as pessoas com deficiências mentais podem ser incluídos em ensaios clínicos para fins terapêuticos específicos das suas condições médicas ou deficiências. Nestes casos, é necessário o consentimento informado, livre e escrito do tutor legal.

As pessoas privadas de liberdade estão no centro do debate ético em torno da sua participação na investigação médica. A questão principal diz respeito à sua capacidade de dar um consentimento verdadeiramente livre, sem estar sujeito a qualquer pressão ligada à sua situação de detenção.

Neste estudo, 52,8% dos participantes consideram que as pessoas privadas de liberdade não devem ser candidatas a ensaios clínicos no âmbito da investigação médica.

As Regras de Nelson Mandela estabelecem que "*os reclusos podem ser autorizados, se derem o seu consentimento livre e esclarecido, em conformidade com a legislação aplicável, a participar em ensaios clínicos e noutras investigações médicas organizadas na sociedade, se se previr um benefício direto significativo para a sua saúde...*".(26).

Por conseguinte, deve ser adoptada uma abordagem extremamente cautelosa quando se trata de experiências médicas que envolvam pessoas privadas de liberdade, consideradas "*pessoas vulneráveis que necessitam de proteção especial*", de acordo com as Declarações de Helsínquia revistas em várias ocasiões pela Associação Médica Mundial (38).

Todas as normas éticas internacionais e nacionais aplicáveis à experimentação em seres humanos sublinham o princípio do respeito pela autonomia e dignidade humanas, bem como a obrigação de obter o consentimento voluntário, informado e a longo prazo do indivíduo. Nos termos do artigo 7.º do Pacto Internacional sobre os Direitos Económicos, Sociais e Culturais: "... *é proibido submeter uma pessoa a experiências médicas ou científicas sem o seu livre consentimento*".(11).

Consequentemente, há que ter muito cuidado ao envolver uma pessoa privada de liberdade num protocolo de investigação médica, assegurando o cumprimento de todas as obrigações legais e éticas, em especial o respeito pela sua autonomia. A participação num protocolo de experimentação médica não deve, em circunstância alguma, resultar em lesões físicas, sofrimento mental ou outros danos para a saúde do participante. Qualquer violação das normas éticas é considerada um atentado à integridade humana e é abrangida pelo âmbito da tortura e dos maus tratos.

7.   Não prestar assistência a uma pessoa em perigo :

A omissão de socorro é culposa quando é cometida voluntariamente, mesmo que não haja intenção de causar dano. A intervenção do médico não é condicionada pela sua eficácia. É a vontade de ajudar que é mais importante do que o resultado da ajuda em si. Os médicos culpados de abstenção indevida são passíveis de ação penal e civil, bem como de ação disciplinar. As sanções penais são severas (prisão e multa). As disposições do artigo 53º do CPT (redução das penas abaixo do mínimo legal) não se aplicam ao crime de abstenção culposa.

O médico pode também ser condenado, ao abrigo do direito civil, a indemnizar o doente ou as pessoas a seu cargo. Uma sentença cível só pode ser proferida se for provado que o médico cometeu uma falta (omissão de socorro a uma pessoa em perigo), que o doente sofreu um dano (morte ou lesões corporais) e que existe um nexo de causalidade entre as duas situações.

Os médicos que cometem faltas são igualmente passíveis de sanções disciplinares, que podem ser aplicadas pela Ordem dos Médicos e pela sua entidade patronal (Ministério da Saúde, administração). A sanção imposta pelo CNOM pode ir de uma repreensão até ao despedimento (cancelamento do registo).

Para a vinheta de um doente com cancro terminal que é levado para a urgência em coma e necessita de cuidados urgentes, mas o médico recusa-se a intervir por se tratar de um caso perdido, 33,3% dos participantes adoptaram a mesma atitude. Além disso, 11,9% consideraram que o médico não era responsável nesta situação.

Por outro lado, quando se trata de um doente privado de liberdade, as obrigações éticas do médico regem-se pelos princípios da equivalência dos cuidados. O artigo 3.º do CDMT estipula: "*O médico deve tratar todos os seus doentes com a mesma consciência, sem qualquer discriminação*".(7). Os médicos são obrigados a utilizar todos os meios possíveis para preservar a vida do doente "*o respeito pela vida e pela pessoa humana constitui, em todas as circunstâncias, o dever primordial do médico*" (artigo 2.º)(7).

A Lei n.º 2001-52, de 14 de maio de 2001, relativa à organização das prisões, estabelece no seu primeiro artigo que cada pessoa privada de liberdade "*beneficia de assistência médica e psicológica*" e que as condições de detenção devem "*assegurar a integridade física e moral do recluso*". (39).

IV. <u>CAPÍTULO 4: Recomendações</u>

Propomos medidas para melhorar os conhecimentos declarativos, processuais e condicionais dos médicos sobre os direitos dos doentes e a ética da saúde, centrando-nos em três áreas principais.

A primeira consiste em reforçar os conhecimentos declarativos dos médicos, harmonizando e melhorando o ensino universitário do direito médico e da ética sanitária e melhorando a compreensão dos principais princípios éticos subjacentes à prática médica.

A segunda área é a melhoria dos conhecimentos processuais e condicionais dos médicos. Recomendamos um melhor acesso dos estudantes a estágios nos serviços de medicina legal e nas unidades de direitos dos doentes, tendo em conta as limitações associadas ao reduzido número de instalações face ao elevado número de estudantes a formar, bem como a organização de grupos de trabalho constituídos por estudantes, supervisionados por especialistas em direito médico e ética médica, para trabalharem sobre casos clínicos concretos da prática hospitalar.

Por último, o terceiro eixo centrar-se-á na criação de um Comité dos Direitos dos Doentes no hospital. As principais funções deste comité serão as seguintes

- Sensibilizar e formar o pessoal de saúde para os direitos dos doentes, organizando periodicamente acções de formação prática neste domínio.

- Ajudar os médicos a tomar decisões sempre que se deparam com dificuldades.

Conciliação entre as várias partes envolvidas em caso de danos relacionados com os cuidados de saúde.

- Apoiar a evolução do sistema de saúde, respeitando os direitos dos utentes.

Propomos igualmente um certo número de recomendações sobre as condições de exame dos pacientes privados de liberdade, validadas a nível internacional e nacional, com o objetivo de garantir o respeito dos direitos humanos fundamentais das pessoas privadas de liberdade. Eis as principais condições a respeitar aquando do exame dos pacientes privados de liberdade:

<u>Respeito pela dignidade humana e não discriminação</u>: todas as pessoas, independentemente do seu estatuto, têm direito ao respeito pela sua dignidade e não podem ser discriminadas devido à sua situação de detenção.

<u>Independência e imparcialidade</u>: os médicos devem ser totalmente independentes das autoridades policiais ou prisionais. As suas decisões clínicas e quaisquer outras avaliações relativas à

saúde dos detidos só podem basear-se em critérios estritamente médicos.

Sigilo médico e confidencialidade: Os exames médicos devem ser efectuados em ambientes que garantam a confidencialidade das discussões e das informações médicas. Todas as informações declaradas pelos pacientes devem ser confidenciais, exceto nos casos em que exista um risco iminente para a segurança do detido ou de terceiros.

Consentimento informado: As pessoas privadas de liberdade devem ser informadas da natureza e do objetivo dos exames médicos e ter a possibilidade de dar ou recusar o seu consentimento, exceto em casos de emergência médica.

Acesso sem entraves: os profissionais de saúde devem ter acesso sem entraves aos reclusos, a fim de efectuarem os exames adequados.

<u>Um exame completo</u>: O médico deve fazer uma anamnese cuidadosa e efetuar um exame completo que abranja todos os aspectos da saúde física e mental, incluindo a história clínica e as necessidades de cuidados. Deve avaliar as diferentes opções de tratamento, elaborar uma proposta de tratamento, discuti-la com o doente e obter o seu consentimento. A escolha do tratamento baseia-se exclusivamente em considerações médicas, pelo que se trata de uma decisão puramente científica.

Qualquer vestígio de violência observado num detido durante um exame médico deve ser devidamente registado.

<u>Cuidados médicos adequados</u>: Os profissionais de saúde devem prestar cuidados médicos de acordo com as melhores práticas e as normas médicas reconhecidas.

<u>Documentação adequada</u>: Os resultados dos exames médicos devem ser cuidadosamente documentados, incluindo os diagnósticos, os tratamentos recomendados e a medicação prescrita, para garantir um acompanhamento médico contínuo.

<u>Prevenção da tortura e dos tratamentos desumanos ou degradantes</u>: Os profissionais de saúde devem comunicar todos os casos de maus tratos, negligência ou abuso observados durante o exame dos detidos.

V. <u>CAPÍTULO 5 : Conclusões</u>

O direito à saúde e os direitos dos doentes são conceitos inseparáveis que ajudam a promover uma medicina humanizada e respeitadora da dignidade humana.

Os conhecimentos dos médicos em exercício sobre os conceitos jurídicos e médico-legais relacionados com os direitos dos doentes e a ética da saúde variam, o que pode ter um impacto na qualidade dos cuidados e na relação médico-doente.

O objetivo do presente estudo era avaliar os conhecimentos práticos dos médicos sobre estas matérias essenciais. Este estudo revelou lacunas no conhecimento declarativo, processual ou condicional dos direitos dos doentes por parte dos médicos, confirmando os dados da literatura. No entanto, parece essencial que os médicos conheçam estes instrumentos de tomada de decisão, sobretudo aqueles que têm uma relação de confiança estreita com os seus doentes no âmbito do pacto de cuidados.

O reconhecimento e a proteção dos direitos dos doentes reflectem a evolução dos valores éticos e das normas jurídicas que visam garantir o respeito pela dignidade humana no domínio da medicina. Por conseguinte, é essencial reforçar a formação e a sensibilização dos médicos para estas questões fundamentais.

VI. <u>Referências</u>

1.   Organização Mundial de Saúde. Constituição da Organização Mundial de Saúde. 1946. Disponível em: https://apps.who.int/gb/bd/PDF/bd47/FR/constituti on-fr.pdf.

2   Assembleia Geral das Nações Unidas. Declaração Universal dos Direitos do Homem. 1948. Disponível em: https://www.un.org/fr/universal-declaration-human-rights/.

3   Adhikari S, Paudel K, Aro AR, Adhikari TB, Adhikari B, Mishra SR. Conhecimento, atitude e prática da ética dos cuidados de saúde entre médicos residentes e enfermeiros de enfermaria de um ambiente pobre em recursos, Nepal. BMC Med Ethics. dec 2016;17(1):68.

4.   Constituição da República Tunisina 2022. Journal Officiel de la République Tunisienne n°91 du 18 aout 2022.

5   Lei n° 91-63 de 29 de julho de 1991 relativa à organização da saúde. Journal Officiel de la République Tunisienne n°51 du 02 aout 1991.

6.   Código Penal Tunisino. Jornal Oficial da República da Tunísia. 09 de julho de 1913.

7   O código de deontologia tunisino. Decreto n.º 93-1155 de 17 de maio de 1993, relativo ao código de deontologia médica. JORT n° 40 de 28 de maio e 1 de junho de 1993, página 764). 1993.

8.   CARTA DOS DIREITOS FUNDAMENTAIS DA UNIÃO EUROPEIA. Jornal Oficial da União Europeia.2012/C 326/02. 2012. Disponível em: https://eur-lex.europa.eu/legal-content/FR/TXT/HTML/?uri=CELEX%3A12012P%2FTXT.

9   Decreto n.º 81-1634, de 30 de novembro de 1981, relativo ao regulamento interno geral dos hospitais. Jornal Oficial da República Tunisina de 4 de dezembro de 1981.

10   Lei n.º 92-71, de 27 de julho de 1992, relativa às doenças transmissíveis.

11   Pacto Internacional sobre os Direitos Económicos, Sociais e Culturais. Disponível em:

https://www.ohchr.org/fr/instruments-mechanisms/instruments/international-covenant-economic-social-and-culturalrights.

12. Carta dos Doentes da Tunísia. abril de 2010. Ministério da Saúde, República da Tunísia; pp. 1-4

13. B. HOERNI. Ética médica e deontologia. 2ª edição Masson; 2000.

14 Decreto do Ministério da Saúde de 28 de maio de 2001 que aprova o caderno de encargos relativo aos estabelecimentos de saúde privados. Journal Officiel de la République Tunisienne n°46 de 08 de junho de 2001.

15. Manual do direito penitenciário tunisino. Ministério da Justiça, República da Tunísia; 2019.

16 . Meghalaya, Nordeste da Índia, et al. Um estudo para avaliar o conhecimento do tratamento de casos médico-legais entre estagiários numa instituição de ensino. Indian J Forensic Med Pathol. 2018;11(2):65-70.

17 Nath A, Ropmay A, Slong D, Patowary A, Rao A. A cross-sectional study on knowledge of registered medical practitioners, regarding

management of medico-legal cases in Meghalaya. J Fam Med Prim Care. 2022;11(3):904.

18. Fadare J, Desalu O, Jemilohun A, Babatunde O. Knowledge of medical ethics among Nigerian medical doctors. Niger Med J. 2012;53(4):226.

19. G Venkat Rao, N Hari. Avaliação dos conhecimentos médico-legais de estagiários e estudantes de pós-graduação numa instituição médica. IAIM 2016 310 105-110.

20. Mathew S, Samant N, Cooksey C, Ramm O. Conhecimento, atitudes e percepções sobre educação médico-legal: uma pesquisa com residentes de OB / GYN. Perm J. Dez 2020;24(5):19.217.

21 Aacharya RP, Shakya YL. Knowledge, attitude and practice of medical ethics among medical intern students in a Medical College in Kathmandu (Conhecimento, atitude e prática da ética médica entre estudantes internos de medicina numa faculdade de medicina em Katmandu). Bangladesh J Bioeth. 6 de maio de 2016;6(3):1-9.

22 Reddy PS, Abhinandana R. Conscientização sobre questões médico-legais entre estagiários e

médicos residentes em um hospital terciário em Kolar, Karnataka, Índia: um estudo transversal. J Clin Diagn Res. 2023 ; Disponível em: https://www.jcdr.net//article_fulltext.asp?issn=097 3-709x&year=2023&volume=17&issue=8&page=H C01&issn=0973-709x&id=18336

23 Lei n° 91-22 de 25 de março de 1991, relativa à remoção e transplante de órgãos humanos. Journal Officiel de la République Tunisienne n°22 de 29 de março de 1991.

24. Aissaoui A. Avaliação do conhecimento dos médicos que praticam nos Hospitais Universitários de Mahdia e Monastir no campo dos direitos dos pacientes, 2018 [Dissertação]. FMM; 2018.

25 Gupta G, Singh AN, Bansal N, Wander GS. Knowledge about Informed Consent among Doctors of Various Specialities: A Pilot Survey (Conhecimentos sobre o consentimento informado entre médicos de várias especialidades: um inquérito piloto). J Assoc Physicians India. outubro de 2018;66(10):57-62.

26. Nações Unidas. Regras de Nelson Mandela (Regras Mínimas Padrão para o Tratamento de

Prisioneiros). Disponível em: https://www.un.org/en/documents/decl_conv/conv entions/treatment_prisoners.shtml.

27. Jeremić Stojković V, Cvjetković S, Matejić B. Atitudes dos médicos em relação aos serviços de confidencialidade do adolescente: desenvolvimento e validação de escala. Slov J Saúde Pública. 1 de junho de 2020; 59 (2): 99-107.

28. Lei 2015-26 de 07 de agosto relativa à luta contra o terrorismo e à repressão do branqueamento de capitais. Journal Officiel de la République Tunisienne n°63 de 07 de agosto de 2015.

29 Decreto-Lei n.º 2011-115, de 2 de novembro de 2011, relativo à liberdade de imprensa, de impressão e de edição. Journal Officiel de la République Tunisienne n.º 84 de 04 de novembro de 2011 p. 2559-68.

30. Lei n° 95-92 de 9 de novembro de 1995 relativa à publicação do código de proteção da criança. Journal Officiel de la République Tunisienne n°90 du 10 novembre 1995;(91):2063-2078. Disponível em:
https://www.jurisitetunisie.com/tunisie/codes/cde/menu.html

31   Gabriela Kato Lettieri, Aline Hung Tai, Aline Rodrigues Hütter , André Luiz Torres Raszl , Mariana Moura 1,, Raquel Barbosa Cintra. O sigilo médico na era digital: uma análise da relação médico-paciente. Rev Bioét Versão impressa ISSN 1983-8042 - Versão online ISSN 1983-8034.

32 Ketels B, Vander Beken T. CONFIDENCIALIDADE MÉDICA E NOTIFICAÇÃO DO PARCEIRO EM CASOS DE INFECÇÕES SEXUALMENTE TRANSMISSÍVEIS NA BÉLGICA. Med Law Rev. 1 Sep 2012;20(3):399-422.

33   Regras das Nações Unidas para o tratamento de mulheres presas e medidas não privativas de liberdade para mulheres infractores (Regras de Banguecoque). Disponível em: https://www.unodc.org/documents/justice-andprison-reform/BKKrules/UNODC_Bangkok_Rules_FRE_web.pdf.

34. Decreto n.º 2014-3657, de 3 de outubro de 2014, que altera e completa o Decreto n.º 90-1401, de 3 de setembro de 1990, que fixa as condições de

experimentação médica ou científica dos medicamentos destinados à medicina humana.

35. González-Duarte A, Zambrano-González E, Medina-Franco H, Alberú-Gómez J, Durand-Carbajal M, Hinojosa CA, Aguilar-Salinas CA, Kaufer-Horwitz M. II. A ÉTICA DA INVESTIGAÇÃO ENVOLVENDO GRUPOS VULNERÁVEIS. Rev Invest Clin. 2019;71(4):217-225. doi: 10.24875/RIC.19002812. PMID: 31448777.

36 Research Involving Pregnant Participants (Investigação envolvendo participantes grávidas). Colorado: Universidade do Colorado; 2022 Mar p. 1-6.

37. Mulheres grávidas, considerações científicas e éticas para inclusão em ensaios clínicos. 2018.

38 Gaddas M, Jedidi M, Ben Khelil M, Ben Saad H. Experimentação médica em prisioneiros (parte 3): os principais marcos da evolução dos textos e códigos "éticos". Tunis Med. 2022;100(8-9):572-7.

39 Lei n°2001-52 de 14 de maio de 2001 relativa à organização das prisões. JORT n°40 de 18 de maio de 2001.

VII.

VIII. <u>Apêndices</u>

QUESTIONÁRIO

A questão da legislação médica e ética em matéria de saúde é sempre atual e constitui um aspeto importante dos cuidados prestados aos doentes.

O objetivo deste estudo é avaliar os conhecimentos dos médicos sobre o direito médico e a ética na saúde. Por favor, preencha este questionário.

*Nota: obterá as respostas corretas assim que preencher o questionário.

Idade :

Sexo: M/F

Profissão :

Médecin	Résident en médecine	☐
	AHU	☐
	Spécialiste	☐
		☐

Pharmacien

Dentiste

☐

Participou num curso ou conferência sobre direito médico?

NÃO SIM Em caso afirmativo, quais os temas?

....

Participou num curso ou conferência sobre os direitos das pessoas privadas de liberdade?

NÃO SIM

I. Direitos dos doentes e ética da saúde :

1. Consentimento para a prestação de cuidados :

a-Deve basear-se em informações claras e justas antes de qualquer ato de cuidado

b-deve ser escrito

c-Est na maioria dos casos oral

d-Deve ser obtido pelo tutor legal no caso de um menor ou de um adulto incapaz e-Est obrigatória por parte do marido em caso de interrupção voluntária da gravidez

Resposta: a/c/d

2. Informações :

a- Um prognóstico grave pode ser ocultado ao doente

b- Um familiar próximo pode receber um tratamento contra o cancro em fase terminal

c- Uma doença transmissível como a SIDA pode ser escondida do doente devido às suas repercussões psicológicas.

d- Obrigatório mesmo em situações de emergência

Resposta: a/b

3. Um doente admitido no vosso serviço de cirurgia com litíase vesicular simples pediu para ser operado pelo chefe de serviço.

a. Ela não tem o direito de escolher o seu médico, independentemente do estabelecimento (público ou privado).

b. Informa-a de que ela será operada pelo cirurgião de acordo com a organização do serviço e a disponibilidade dos cirurgiões.

Resposta: b

4. Um doente internado num hospital público deseja continuar o seu tratamento numa policlínica. Pede o seu processo clínico:

a. A equipa de cuidados é obrigada a fornecer-lhe todos os seus registos médicos

b. Têm direito a uma cópia do resumo da alta para garantir a continuidade dos cuidados.

Resposta: b

5. Uma jovem de 17 anos, trazida pelos pais para a urgência após um aborto espontâneo, pede-lhe que não informe os seus pais rigorosos e conservadores.

a- Aceita para seu benefício físico

b- Informá-los na mesma

Resposta: a

6. O pessoal de cuidados deve informar as autoridades :

a- Abuso de crianças

b- Violência contra as mulheres

c- Crime já cometido

d- O crime em construção

Resposta: a/b/d

7. Um doente consulta-o e confessa que cometeu um delito:

a- Comunicar a situação às autoridades judiciais

b- Manter o sigilo médico e continuar a prestar os cuidados médicos necessários

Resposta: b

8. Um rapaz foi à urgência com suspeita de meningite aguda. Ao exame, o médico encontrou

vestígios de violência física de diferentes idades. Foi-lhe indicada uma hospitalização urgente, mas o pai recusou e pediu à equipa médica que lhe passasse uma receita.

a- Internar o doente no hospital

b- Comunicar a situação ao responsável pela proteção de menores

c- Respeitar a vontade do tutor legal

Resposta: a/b

9. Um doente é admitido no seu serviço para tratamento de uma infeção por VIH. A sua mulher pede-lhe informações sobre o estado de saúde do marido.

Vais informá-lo?

a- Sim

b- Não

c- Não sei

Resposta: b

10. Antes de iniciar qualquer investigação científica que envolva medicamentos, deve ser obtido o consentimento oral do candidato, com base em informações claras sobre as fases da investigação e os possíveis efeitos adversos:

a- Sim

b- Não

c- Não sei

Resposta: b

11. As mulheres grávidas podem ser candidatas à investigação de medicamentos:

a- Sim

b - Não

c - Não sei

Resposta: b

12. Recebe no serviço de urgência uma doente com cancro da mama em fase terminal, em

coma. O Dr. A. recusa-se a intervir porque se trata de um caso perdido. Concorda com ele?

a- Sim

b- Não

c- Não sei

Resposta: b

13. Considera que o Dr. A. pode ser responsabilizado neste caso?

a- Sim

b- Não

c- Não sei

Resposta: a

14. Um doente com carcinoma de células renais em fase terminal pede-lhe, na qualidade de médico, que lhe diminua o sofrimento, ajudando-o a morrer com dignidade.

a- Aceita

b- Recusa

c- Continuar o tratamento paliativo

Resposta: b/c

II. Direitos à saúde das pessoas privadas de liberdade :

1. No serviço de urgência de um hospital regional, recebe um doente de 22 anos de idade, detido (algemado e acompanhado por 2 polícias) devido a um traumatismo craniano na sequência de uma queda da sua própria altura.

A polícia diz-lhe que ele está sob custódia policial por suspeita de envolvimento em actos de terrorismo e que é perigoso.

a. Pede-se o consentimento do doente para o examinar e prestar os cuidados necessários:

Oui ☐

Non ☐

Resposta: sim

b.   Pede autorização aos agentes para examinar e tratar um doente sob custódia policial:

Oui   ☐

Non   ☐

Resposta: não

2.   Um recluso é admitido no seu serviço para tratamento de uma infeção por VIH. Os agentes da polícia pedem-lhe informações sobre o seu estado de saúde.

Vai informá-los?

a- Sim

b- Não

c- Não sei

Resposta: b

3.   Um recluso no corredor da morte testou positivo para a SRA Covid-19. Apresentou

subitamente uma deterioração do seu estado geral e sinais de dificuldade respiratória. O médico da prisão recusou-se a examinar o doente, afirmando: "Recuso-me categoricamente a arriscar a minha vida e a apanhar o vírus ao tentar tratar este assassino".

Concorda com ele?

a. Sim

b. Não

c. Não sei

Resposta: b

Acha que o médico pode ser responsabilizado criminalmente neste caso?

a- Sim

b- Não

c- Não sei

Resposta: a

4.   De um ponto de vista ético, os reclusos podem ser candidatos a ensaios clínicos no âmbito da investigação médica:

a- Sim

b- Não

c- Não sei

Resposta: b

Obrigado pela vossa colaboração

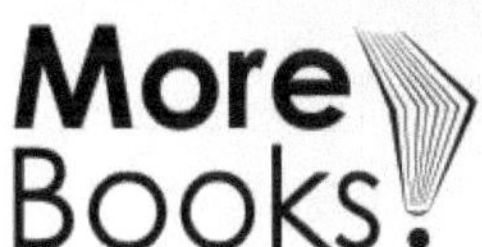

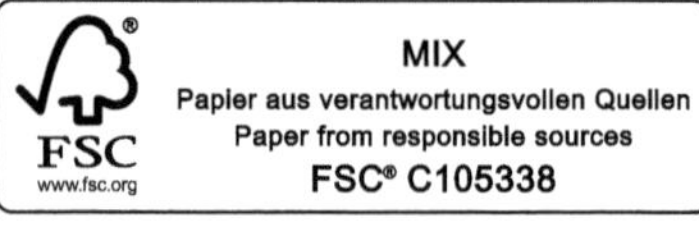